AF260013

COURS

POUR LA

CURE DU BÉGAIEMENT

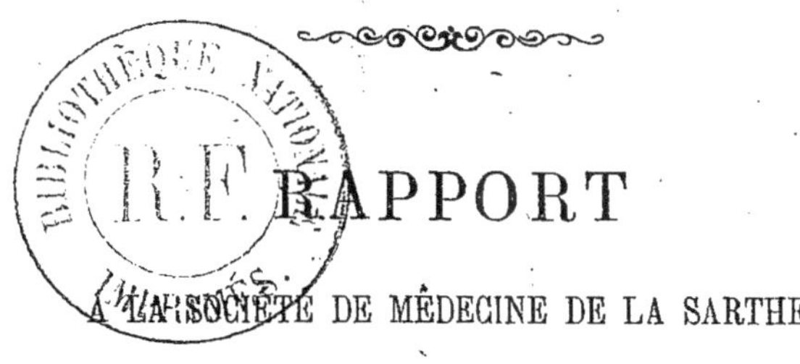

RAPPORT

A LA SOCIÉTÉ DE MÉDECINE DE LA SARTHE

SUR LA

MÉTHODE-CHERVIN

PAR UNE COMMISSION OFFICIELLE COMPOSÉE DE

MM. les D^{rs} LE BÊLE JULES, *Président*

BODEREAU

BOURDY, *Rapporteur*

LE MANS

—

1872

Sur l'invitation de M. le Préfet, la Société de médecine de la Sarthe a, dans sa séance du 4 novembre 1872, nommé une Commission de trois membres pour examiner les sujets atteints de bégaiement, que M. Chervin aîné, directeur-fondateur de l'*Institution des Bègues de Paris*, avait dans un cours spécial à traiter dans notre ville.

Cette Commission a été composée de MM. Le Bêle Jules, président, Bodereau, et Bourdy, rapporteur; M. Fisson, président de la Société de médecine, a bien voulu s'y adjoindre, et le lendemain, 5 novembre, nous avons pu, à l'*hôtel de France*, où se faisait le cours, voir les jeunes gens soumis à notre examen.

M. Chervin aîné, n'est pas pour nous un inconnu. Ses travaux antérieurs, ses succès enregistrés par de nombreux rapports de médecins, tant français qu'étrangers, son titre de membre correspondant de notre Société, nous le recommandaient d'une façon spéciale.

Votre Commission n'avait qu'un but : constater le bégaiement des sujets, au commencement, au milieu et à la fin d'un cours qui devait durer *vingt jours;* s'assurer des moyens employés pour remédier aux vices du langage; voir, finalement, les résultats obtenus par la méthode, et juger si, par sa simplicité, elle pourrait être facilement applicable dans un département qui, par 1,000 conscrits, en compte 4,72 atteints de bégaiement et réformés pour ce motif.

Neuf bègues ont été soumis à notre examen; *deux,* depuis, ont quitté le cours trop tôt pour pouvoir être compris dans les élèves; un nouveau sujet s'est présenté, et finalement *huit* jeunes gens ont assidûment suivi les leçons du professeur. *Cinq* d'entre eux suivaient gratuitement le cours, *trois* étaient payants; *deux* enfin n'appartenaient pas au département ou n'y avaient pas leur domicile.

Voici l'état de ces jeunes gens, à notre première réunion du 5 novembre :

N° 1. — M....., 16 ans, employé de commerce, étant à l'école à huit ans avec un bègue, a contracté son infirmité, qui est plus prononcée dans la conversation que dans la lecture. Figure calme, syllabes répétées trois à quatre fois, inspiration nasale, expiration anticipée, consonnes défectueuses : Z, S, V, F, M.

N° 2. — M....., 13 ans. Ce jeune homme a commencé, à l'école, à quatre ans, par imiter un de ses camarades qui bégayait. Lecture et récitation passables, conversation mauvaise, respiration vicieuse, expiration très-anticipée; répète quatre à cinq fois sur les syllabes qu'il expire, surtout consonnes défectueuses : B, P, D, T, G, Q. Un peu de clignotement, mouvements choréiques des lèvres, commissure déviée à droite.

N° 3. — I....., 23 ans, clerc de notaire, élève payant, né dans la Nièvre. Il est devenu bègue, à trois ans, après une vive frayeur, suivie de convulsions. Lorsque ce jeune homme récite, son infirmité est moins prononcée que dans la conversation et surtout la lecture.

Au commencement des phrases, ou lorsqu'il est interrompu dans sa lecture, il y a une vive difficulté, la respiration est troublée, les lèvres tremblent, l'inférieure est pendante et tirée à gauche, la langue se convulse, peu de chose à la glotte; puis la syllabe, après avoir été très-répétée, est comme jetée avec effort. Toutes les émotions morales augmentent l'infirmité de ce jeune homme qui, pour ce motif, a été réformé en 1870. Un de ses cousins est bègue.

N° 4. — S....., 22 ans, armurier. Son père bredouille. L'infirmité a commencé à huit ans, après une peur occasionnée par un violent orage ; elle fit des progrès jusqu'à seize ans, puis resta stationnaire. La gêne, la surprise augmentent son trouble de parole ; une surexcitation alcoolique, suivant lui, lui délie la langue. Lecture, récitation, conversation d'une difficulté inouïe. La respiration est troublée et dans son rhythme et dans son mécanisme. Il y a des mouvements choréïques des yeux, des joues, des lèvres, qui sont tirées à gauche, tremblent et sont collées ; les narines se dilatent ; la langue convulsionnée est projetée hors de la bouche ; la face s'injecte, les veines se dessinent, la glotte est serrée, il y a suffocation. Le mot, dont les syllabes se redoublent dix à douze fois, après avoir été suspendu, aspiré, ne sort qu'après une nouvelle reprise de la respiration ; à peine si le son est entendu. Comme le précédent, il a été réformé pour un bégaiement qui porte surtout sur les consonnes V, F, B, P, M.

N° 5. — Th....., 24 ans, cordonnier. Affection héréditaire qui progresse jusqu'à dix-sept ans, avec un peu d'intermittence. Aucune influence morale n'a d'action sur l'intensité du bégaiement qu'un excès alcoolique augmente beaucoup, nous assure-t-on. Le contraire arrive dans le cas précédent. Lecture, conversation très-défectueuses. Prié de prononcer *pont de Pontlieue*, il n'a pu le faire qu'avec une extrême difficulté. Chez lui les paupières sont presque tétanisées. Il y a des troubles de la circulation, la face se congestionne, les veines se gonflent, la respiration s'embarrasse par suite de convulsions de la glotte ; il suffoque ; le corps est moins agité que dans le cas précédent. Toutes les consonnes sont mauvaises, les syllabes et les voyelles très-redoublées ; ces dernières butées, aboyées, expirées. Réformé une première fois, le besoin l'a fait prendre en 1870 et il fut mis *de suite*, dans les compagnies d'ouvriers.

N° 6. — L....., 13 ans, élève payant, né dans la Mayenne, bégaie héréditairement. Il a dans le même état une sœur âgée de vingt-un ans. Ce jeune homme, à physionomie intelligente, est très-sensible aux influences morales ; aussi la gêne, la surprise augmentent-elles beaucoup son vice de prononciation. Quand il s'observe, la parole s'améliore. La lecture est bien plus défectueuse que la conversation et la récitation. L'inspiration est vicieuse, les lèvres et les dents serrées, la langue agitée. Il y a un peu de spasme glothique et une légère suffocation. Peu de redoublement des syllabes; voyelles comme butées, arrêtées; consonnes toutes mauvaises.

N° 7. — B....., 15 ans, payant, élève du lycée. Ce jeune homme, d'une bonne éducation, voit son infirmité augmenter à la moindre émotion morale. Le vice est très-sensible à la lecture, dans la conversation à haute ou basse voix. Les lettres D, T, Z, S, V, F, sont très-mauvaises. Les syllabes sont butées, aspirées comme les voyelles. La figure s'enlumine peu, les veines du cou se dessinent, la mâchoire inférieure se meut par ressort. Les yeux clignottent. Les deux lèvres sont collées; l'inférieure, qui tremble, est déviée à gauche; la langue et la glotte se convulsionnent, un étouffement assez marqué se produit, avec accompagnement de dilatation des narines.

N° 8. — T....., 17 ans, cordier. Éducation mauvaise, physionomie peu intelligente et malheureuse, hérédité dans l'infirmité. C'est un cas très-rare de

bégaiement. Il bégaie, même en chantant. Très-
timide, ce garçon voit, à la moindre émotion morale, la parole lui manquer, pour ainsi dire, tant il
lui est impossible de se faire comprendre. Les yeux
clignottent, la joue droite se gonfle ; la bouche, dont
les lèvres sont serrées ainsi que les dents, se dévie
à gauche. Tête et mâchoire remuent comme par
ressort. La langue, convulsionnée, s'agite avec bruit ;
Il bave en essayant de parler. Le corps tout entier
est en mouvement. Les voyelles, consonnes, syllabes
butées, aboyées, aspirées, le mot suspendu ou pro-
longé, ne donnent à l'oreille qu'un son confus, la
glotte agit mal, la suffocation est très-intense. C'est
le cas le plus grave de ceux qui nous sont passés
sous les yeux.

Tels étaient ces jeunes gens à l'examen du 5 novembre. Le 11 du même mois, votre Commission
s'est de nouveau réunie pour juger des progrès ac-
complis pendant la première semaine du cours.

Le résultat de cet examen a été très-satisfaisant.
Sous l'influence de l'enseignement et de l'imitation
du maître, la figure de ces jeunes gens était rede-
venue plus calme. Plus de ces mouvements spas-
modiques, de ces accès de suffocation au moindre

mot prononcé. La physionomie était plus heureuse, la respiration déjà régularisée, et les élèves semblaient très-attentifs aux leçons du professeur.

Les n°s 4, 5, 8 étaient transformés. S..... restait bien encore avec un peu de *mouvement* des paupières et un peu de dureté d'organe ; T..... manquait bien encore quelques respirations ; mais que l'on se reporte à la gravité du mal, et l'on peut dire qu'ils étaient méconnaissables.

Tous les autres étaient bien.

Dans cette séance, les élèves ont été, devant la Commission, exercés à la prononciation des voyelles, des consonnes, des syllabes. Puis, une lecture rhythmée, progressive, chantée avec accompagnement d'une légère mesure de la main, a été rendue, par tous, sans difficulté.

Les n°s 4, 5, 8 précités, dont il était impossible, sans une attention soutenue, de deviner le langage, ont pu faire sur leurs professions une petite narration bien *scandée*, très-nette. A peine si quelques rares syllabes ont été redoublées.

- Seul T..... avait besoin de faire attention à son mode respiratoire ; mais remarquons que ce cas était le plus grave, et que l'instruction de ce jeune homme est rudimentaire.

Le **23**, jour de clôture du cours, nous avons pu juger en toute connaissance des résultats obtenus.

Sous nos yeux, les élèves ont fait une répétition générale de tous les exercices et se sont livrés à l'improvisation et à la conversation familière.

Les sept premiers parlent et lisent admirablement. Le n° 7 aurait une tendance à s'exprimer un peu trop vite, mais l'exercice auquel auront à se livrer les élèves, s'ils veulent s'assimiler entièrement la méthode, aura pour résultat de mettre un frein à cette tendance.

Le n° 8, déjà cité, parle bien, mais la lecture est plus difficile. Rien d'étonnant à cela, ce jeune homme sait à peine lire. Il a pu nous raconter, dans une conversation familière très-nette, quelques détails de sa vie. La parole sortait aussi franche dans une conversation à haute voix, que dans le ton d'un entretien intime.

Il nous a été possible, cette fois, de juger l'ensemble des moyens qui constituent la Méthode-Chervin.

L'auteur n'a nul besoin d'une intervention chirurgicale, d'une action mécanique quelle qu'elle soit, pour agir sur les lèvres, les dents et la langue.

Ni les cailloux célèbres de Démosthènes, ni le

relève-langue, ni le bride-lèvres, ni les plaques in-terdentaires, etc., etc....., ne lui sont nécessaires pour arriver à la guérison.

Les muscles de la poitrine, rompus par un sage exercice, se laissent surmonter ; le thorax fonctionne plus régulièrement. Le type respiratoire, de costo-supérieur devient abdominal. L'inspiration est faite profondément, elle est puissante, et, pendant qu'elle s'accomplit, la bouche s'entr'ouvre largement, la base de la langue s'abaisse, la pointe se relève, l'air arrive à pleins poumons.

L'expiration d'abord rhythmée, cadencée, se fait avec épargne et régularité. Elle force la glotte à fonctionner normalement. Par cela même le resser-rement tonique de la glotte est forcé de céder.

Ce jeu de la respiration bien obtenu, le maître apprend aux élèves à assouplir, à dompter les lèvres et la langue.

Une série d'exercices bien compris, amène la pro-nonciation des voyelles, puis des consonnes, en pas-sant du son qui demande le plus grand écartement des lèvres à celui qui nécessite à peine leur ouver-ture, I, U, par exemple.

Cette gymnastique, très-intelligemment et très-habilement variée, surmonte la raideur des muscles ou leur chorée, permet enfin à la langue et aux lèvres, de se mieux prêter aux différentes positions que réclame la bonne articulation du langage.

Il faut de toute nécessité porter une attention soutenue aux leçons du maître, le voir et imiter parfaitement ce qu'il indique.

Une légère mesure : au besoin, une main sur l'abdomen, tient l'élève en éveil et le force à surveiller sa respiration. La volonté intervient, pendant tous les exercices, en forçant à mesurer, à rhythmer, à cadencer les syllabes, puis les mots.

Par la variété, le bon choix des exemples, l'élève arrive insensiblement à la bonne prononciation. Peu à peu, sans violence, le langage redevient net et clair.

L'inspiration sonore du début devient imperceptible, tout en ayant la même profondeur; on sent enfin, que du moëlleux existe dans les différents organes de la phonation et du langage articulé.

C'est donc une méthode rationnelle, sans grande difficulté d'exécution, fondée sur une longue et consciencieuse étude du bégaiement.

Sans doute M. Chervin a trouvé la voie largement tracée. Sans doute beaucoup de ses moyens ont été employés avant lui, mais il a habilement condensé les acquisitions préexistentes, en a fait une méthode qui est *bien à lui*, par la perfection surtout de l'enseignement pédagogique, par le choix habile des exercices, et, il faut le dire hautement, par un talent remarquable de professeur et un grand don de persuader.

Les résultats sont durables, nous dit M. Chervin, si, par sa volonté, l'élève continue les traditions et s'assimile bien tous les exercices.

Vingt jours suffisent pour faire parler correctement un bègue, et pendant la première semaine le mutisme est de rigueur. Par ce silence, on rompt avec les mauvaises habitudes et l'on est plus apte à se guérir.

Trois anciens élèves de M. Chervin, assistaient à la séance. L'un, M. E..... employé de banque a été traité à Lyon il y a six ans. Ce jeune homme s'exprime devant nous avec une grande volubilité et une netteté parfaite.

Le second M. C..... se destine à la prêtrise et à l'enseignement.

Le troisième, enfin, M. D..... clerc de notaire, était jadis, à la connaissance de l'un de nous, incompréhensible tant son infirmité était grande. Il lit et parle maintenant d'une façon très-distincte.

Ils ont été traités à Paris il y a trois ans.

Tous, avec une effusion toute spontanée, remercient M. Chervin de les avoir guéris, et attestent la bonté paternelle de son enseignement.

En résumé, Messieurs, votre Commission estime :

1° Que la méthode de M. Chervin aîné, donne dans la cure du bégaiement, d'excellents résultats, qu'il ne dépend que de l'élève de rendre durables comme le prouvent les trois exemples précités ;

2° Qu'elle ne réclame l'emploi d'aucun moyen mécanique, mais d'une série d'exercices très-intelligemment variés et efficaces ;

3° Que par sa simplicité, elle pourrait être utilement vulgarisée dans les écoles primaires.

4° Enfin qu'il y aurait lieu d'encourager cet enseignement dans un département où le nombre des bègues est assez considérable pour que la proportion en soit de plus de 4 1/2 pour mille.

Le Mans, 2 décembre 1872.

Signé : **J. LE BÈLE,**
Président.

Dr BODEREAU.　　　　**Dr BOURDY,**
Rapporteur.

Pour copie conforme :

Le Conseiller de Préfecture,

F. DUGUÉ.

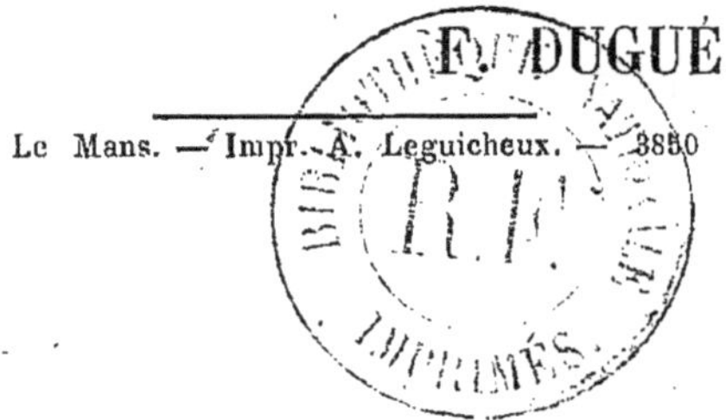